El libro completo de la olla a presión eléctrica

Recetas fáciles y sabrosas, bajas en calorías y deliciosas para comer

María Marshal

Copyright 2021 - Todos los derechos reservados.

El contenido de este libro no puede ser reproducido, duplicado o transmitido sin la autorización directa por escrito del autor o del editor.

Bajo ninguna circunstancia se podrá culpar o responsabilizar legalmente al editor, o al autor, por cualquier daño, reparación o pérdida monetaria debida a la información contenida en este libro. Ya sea directa o indirectamente.

Aviso legal:
Este libro está protegido por derechos de autor. Este libro es sólo para uso personal. No se puede modificar, distribuir, vender, utilizar, citar o parafrasear ninguna parte, ni el contenido de este libro, sin el consentimiento del autor o del editor.

Aviso de exención de responsabilidad:
Tenga en cuenta que la información contenida en este documento es sólo para fines educativos y de entretenimiento. Se ha hecho todo lo posible por presentar una información precisa, actualizada, fiable y completa. No se declaran ni se implican garantías de ningún tipo. Los lectores reconocen que el autor no se dedica a prestar asesoramiento legal, financiero, médico o profesional. El contenido de este libro procede de diversas fuentes. Por favor, consulte a un profesional con licencia antes de intentar cualquier técnica descrita en este libro.

Al leer este documento, el lector acepta que, bajo ninguna circunstancia, el autor es responsable de cualquier pérdida, directa o indirecta, en la que se incurra como resultado del uso de la información contenida en este documento, incluyendo, pero sin limitarse a, errores, omisiones o inexactitudes.

Índice de contenidos

RECETAS DE DESAYUNOS 10
    Budín de pan con dátiles y nueces 10
    Pudín de plátano y arándanos 12
    Mermelada de fresa saludable 15
    Desayuno Postre Avena 17
    Avena de plátano y nueces 18

RECETAS DE APERITIVOS RÁPIDOS 19
    Increíbles patatas rojas 19
    Fiesta de la berenjena 21
    Conchas de patata rellenas 23
    Dip de guisantes picantes 25
    Cebollas perladas picantes 27

RECETAS DE ALMUERZO 29
    Sopa de pollo con Farfalle 29
    Sopa de tomate a la crema 32
    Sopa con Tortellini de Queso 34
    Sopa de pollo con jalapeños y maíz 36
    Sopa de lentejas y acelgas 38

RECETAS PARA LA CENA 40
    Col roja con piñones 40
    Deliciosas zanahorias en salsa de leche 42
    Sabrosas zanahorias al jengibre 45
    Tarde de Maíz con Mantequilla 47
    Maíz dulce con cilantro y naranja 48

RECETAS DE POSTRES 51

Arroz con leche de coco y dátiles 51

Salsa de moras picante 53

Pastelitos de mango fáciles de hacer 55

Arroz con leche con higos secos 57

Compota de frutas secas 59

OLLA INSTANTÁNEA 61

RECETAS PARA EL DESAYUNO 61

Congee de crema con fresas 61

Huevos al vapor con cebollas 63

Huevos con bacon y queso 64

Tortilla de jamón y queso 66

Huevos con jalapeños picantes 68

RECETAS DE ALMUERZO 70

Costillas con setas 70

Sopa de verduras con jalapeños picantes 73

Reconfortante sopa de patatas y bacon 75

Sopa de judías con chile 77

Sopa de pollo y verduras de campo 79

RECETAS PARA LA CENA 81

Filetes de salmón salteados 81

Costillas de cerdo con verduras 83

Las jugosas costillas de la abuela 84

Ensalada de arroz integral de verano 86

Ensalada de judías negras y menta 88

BOCADILLOS RÁPIDOS 89
   Zanahorias glaseadas con azúcar y guisantes 89
   Salsa para mojar salchichas 91
   Albóndigas con salsa marinera 93
   Salsa de tomate para mojar.. 95
   Dip de tomate picante 97
RECETAS DE POSTRES 99
   Pudín de pan con ciruelas y nueces................................... 99
   Postre de albaricoque y avena 101
   Melocotones rellenos de mamá 102
   Peras escalfadas al vino... 104
   Manzanas al horno con pasas 106

RECETA DE DESAYUNO S

Budín de pan con dátiles y nueces

(Listo en unos 45 minutos | Para 8 personas)

Ingredientes

1. 5 tazas de trozos de pan duro
1. 1 taza de dátiles, sin hueso y picados
1. 1/3 taza de nueces picadas
1. 5 huevos enteros
1. 2 tazas de leche entera
1. 1/4 taza de miel
1. 3 cucharadas de mantequilla derretida
1. 1 cucharada de harina
1. 1/42 cucharadita de canela molida
1. 1/2 cucharadita de extracto de almendra

Direcciones

1. Unte los moldes con spray antiadherente. Mezcla los trozos de pan, los dátiles y las nueces y colócalos en los moldes.

2. En un recipiente, combine el resto de los ingredientes; añada la mezcla a las cacerolas. Deja que se empape durante unos 10 minutos.

3. Coloque un trébol en el fondo de su olla a presión. A continuación, vierta 2 tazas de agua. Cubra las ollas con un papel de aluminio y colóquelas sobre el trébede.

4. Poner la olla en ALTA durante 25 minutos. Sirve caliente o a temperatura ambiente.

Pudín de plátano y arándanos

(Listo en unos 45 minutos | Para 8 personas)

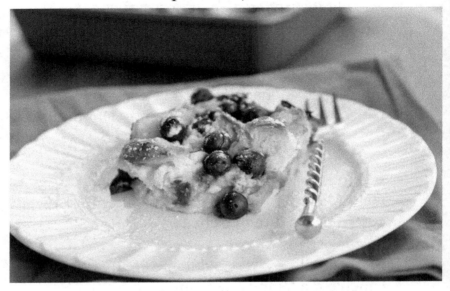

Ingredientes

1. 6 tazas de croissants, cortados en trozos

1. 1/2 taza de plátanos secos, picados

1. 1/2 taza de arándanos secos

1. 5 huevos grandes

1. 1 ½ tazas de leche

1. 1/2 taza de crema de leche

1. 1/2 taza de azúcar

1. 2 cucharadas de mantequilla derretida

1. 1/4 de cucharadita de nuez moscada rallada

1. 1/2 cucharadita de canela molida

Direcciones

1. Unte un plato de suflé con spray antiadherente para cocinar.

2. En un cuenco, mezcle los croissants rotos, los plátanos secos y los arándanos; mézclelos. A continuación, añada esta mezcla de croissants al plato de suflé.

3. En un tazón, combine los ingredientes restantes; revuelva para combinar. Déjalo en remojo durante 10 minutos.

4. Coloque un trébol en el fondo de la olla. Vierta 2 tazas de agua para crear un baño de agua. Cubre la fuente con un papel de aluminio y colócala sobre el trébol en la olla. Lleve a presión ALTA y cocine durante 25 minutos.

5. Suelte la presión y deje reposar el pudín durante 10 minutos antes de servirlo.

Mermelada de fresa saludable

(Listo en aproximadamente 1 hora y 20 minutos | Para 16 personas)

Ingredientes

1. 2 libras de fresas, descascaradas y cortadas por la mitad

1. 1 vaina de vainilla, cortada por la mitad a lo largo

1. 1 ½ libras de miel

Direcciones

1. Ponga todos los ingredientes anteriores en la olla a presión. A continuación, coloque la olla destapada a fuego medio-alto, llevándola a ebullición; asegúrese de remover con frecuencia.

2. Ahora cierra la tapa de la olla y ponla a presión. Después, baja el fuego a medio-bajo durante 10 minutos. Retira la olla a presión del fuego; deja que la presión se libere de forma natural.

3. Destapar la olla y volver a ponerla a fuego medio-alto; llevar a ebullición durante unos 4 minutos, removiendo constantemente.

4. Introducir la mermelada con una cuchara en tarros esterilizados y calientes. Sellar bien los tarros. Sirve con tus galletas favoritas. Que lo disfrutes.

Desayuno Postre Avena

(Listo en unos 15 minutos | Raciones 2)

Ingredientes

1. 3/4 taza de agua
1. 1 taza de leche de coco
1. 1 taza de avena de cocción rápida
1. 2 peras, peladas, sin corazón y cortadas en dados
1. 1/2 cucharadita de esencia de vainilla
1. 1/2 cucharadita de cardamomo
1. 1 cucharadita de canela molida
1. 2 cucharadas de almendras picadas

Direcciones

1. Ponga todos los ingredientes anteriores en su olla a presión. Ahora cierre la tapa. Lleve a presión ALTA y mantenga durante 5 a 6 minutos.

2. Retirar la olla del fuego; dejar que la presión se libere gradualmente.

3. Servir con un poco más de leche si se desea.

Avena de plátano y nueces

(Listo en unos 10 minutos | Raciones 2)

Ingredientes

1. 3/4 taza de agua
1. 1 taza de leche de soja
1. 1 taza de avena tostada de cocción rápida
1. 2 plátanos en rodajas
1. 1/4 de taza de pasas doradas
1. 2 cucharadas de miel
1. 2 cucharaditas de canela
1. 2 cucharadas de nueces picadas

Direcciones

1. Echar todos los ingredientes en la olla.

2. Cierre la tapa. Llévalo a presión ALTA y mantenlo durante unos 5 minutos. Retire del fuego y baje la presión

3. Destapar y remover la mezcla. Servir con algunos frutos secos adicionales o leche si se desea.

RECETA DE APERITIVOS RÁPIDOS S
Increíbles patatas rojas

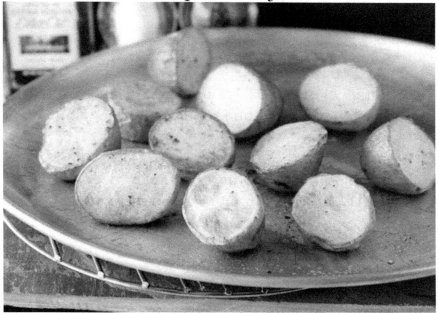

(Listo en unos 10 minutos | Para 12 personas)

Ingredientes

1. 1 taza de agua

1. 1 cucharadita de aceite vegetal

1. 3 libras de patatas rojas enteras y sin pelar, lavadas y cortadas en cubos

1. Sal y pimienta negra, al gusto

1. Pimentón, al gusto

Direcciones

1. Ponga el agua y el aceite vegetal en su olla a presión. Coloque una rejilla en su olla; cargue la olla con cubos de patata.

2. Cerrar la tapa y llevar a presión a fuego ALTO. Cocine durante 3 minutos; apague el fuego; utilice el método de liberación rápida para despresurizar su olla.

3. Sazone las patatas preparadas con sal, pimienta negra y pimentón. Disfrute.

Dip de berenjena para fiestas

(Listo en unos 10 minutos | Para 12 personas)

Ingredientes

1. 1 cucharada de aceite de sésamo
1. 3 dientes de ajo picados
1. 1 berenjena grande, pelada y cortada en dados
1. 1/2 taza de agua
1. 3 cucharadas de cilantro fresco
1. 1/2 cucharadita de sal
1. 1/4 de cucharadita de pimienta negra molida
1. 2 cucharadas de zumo de limón fresco
1. 2 cucharadas de tahini
1. 1 cucharada de aceite de oliva virgen extra

Direcciones

1. Caliente el aceite de sésamo en la olla a presión a fuego medio. Añade el ajo y la berenjena y saltéalos hasta que empiecen a ablandarse. Vierta el agua.

2. Cierra la tapa de la olla y ponla a presión ALTA. Mantén la presión durante 4 minutos. Después, libera rápidamente la presión y retira la tapa.

3. Pulse la mezcla de berenjena y ajo en su procesador de alimentos junto con el cilantro, la sal, la pimienta negra, el zumo de limón y el tahini.

4. A continuación, vierta el aceite de oliva virgen extra y procese hasta que la mezcla esté suave. Adorne con cebollino fresco picado si lo desea y sirva.

Conchas de patata rellenas

(Listo en unos 40 minutos | Para 6 personas)

Ingredientes

1. 2 tazas de agua

1. 6 patatas de Idaho, lavadas

1. 2 cucharadas de aceite de oliva

1. 1/4 taza de trozos de tocino

1. 1 taza de queso Cheddar rallado

1. 1 cucharadita de ajo en polvo

1. 1 cucharadita de cebolla en polvo

1. 1/4 taza de crema agria

Direcciones

1. Precaliente su horno a 400 grados F. Vierta el agua en su olla a presión.

2. Cortar las patatas por la mitad a lo largo. Coloque la cesta de cocción al vapor en la olla. A continuación, coloque las patatas en dos

capas en la cesta de cocción al vapor.
3. A continuación, cierre la tapa en su sitio. Lleva a presión ALTA y cocina durante 10 minutos. A continuación, suelta la presión y destapa la olla. A continuación, saca el interior de las patatas, dejando cáscaras de 1/4 de grosor.

4. Engrasar la cáscara de cada patata con aceite de oliva. Colócalas en capas en una bandeja de horno. Hornéalas durante 15 minutos; retíralas del horno.

5. Rellena las pieles de patata preparadas con los trozos de bacon y el queso. Espolvorear con ajo en polvo y cebolla en polvo; luego, hornear durante 10 minutos más. Servir con crema agria.

Dip de guisantes picantes

(Listo en unos 15 minutos + tiempo de enfriamiento | Para 16 personas)

Ingredientes

1. 8 tazas de agua
1. 2 tazas de guisantes secos de ojo negro
1. 1 cebolla roja, cortada en dados
1. 2 dientes de ajo picados
1. 1 jalapeño encurtido, finamente picado
1. 1 tomate maduro, sin semillas y cortado en dados
1. 2 cucharadas de perejil fresco
1. 1 cucharada de cilantro fresco
1. 1/4 taza de vinagre de vino
1. 2 cucharadas de aceite vegetal
1. 1/2 cucharadita de semillas de apio

1. 1 cucharadita de sal marina

1. 1/2 cucharadita de pimienta negra molida

Direcciones

1. Poner 4 tazas de agua en un recipiente hondo junto con los guisantes de ojo negro; dejarlos en remojo durante 1 hora. Escurra, enjuague los guisantes de ojo negro y añádalos a la olla a presión.

2. Añade las 4 tazas de agua restantes a la olla. Cierra la tapa y lleva a presión ALTA; mantenla durante 11 minutos.

3. Retirar la olla del fuego; dejar que la presión se libere gradualmente. Escurra los guisantes de ojo negro y páselos al bol grande.

4. Agregue todos los ingredientes restantes; revuelva para combinar bien. Refrigera el dip al menos 2 horas antes de servirlo.

Cebollas perladas picantes

(Listo en unos 10 minutos + tiempo de enfriamiento | Para 6 personas)

Ingredientes

1. 1/2 taza de agua

1. 1 libra de cebollas perladas, sin la capa exterior

1. 1 hoja de laurel

1. 3/4 de cucharadita de pimienta negra recién molida

1. 1/4 cucharadita de sal

1. 4 cucharadas de vinagre balsámico

1. 2 cucharadas de jarabe de arce

1. 1 cucharada de harina de uso general

Direcciones

1. Echa el agua y las cebollas perladas en tu olla a presión junto con la hoja de laurel, la pimienta negra y la sal. Ahora cierra la tapa de la olla.

2. Suba el fuego a ALTO. Cuando su olla alcance la presión, cocine durante unos 6 minutos a baja presión. Después, abra su olla liberando la presión. Transfiera las cebollas perladas al bol.

3. En una cacerola, combine el resto de los ingredientes anteriores. Cocine a fuego lento aproximadamente 1 minuto. Vierta la salsa sobre las cebollas perladas en la fuente. Servir frío y disfrutar.

RECETAS DE ALMUERZO
Sopa de pollo con Farfalle
(Listo en unos 25 minutos | Para 6 personas)

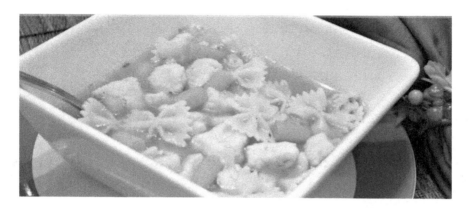

Ingredientes

1. 1 libra de pechugas de pollo, deshuesadas, sin piel y cortadas en cubos

1. 2 cucharadas de harina

1. Sal y pimienta negra molida, al gusto

1. 3 cucharadas de mantequilla

1. 1 cebolla, cortada en dados

1. 2 zanahorias de tamaño grande, cortadas en rodajas

1. 3 costillas de apio de tamaño grande, cortadas en rodajas

1. 1 ½ tazas de pasta farfalle sin cocer

1. 6 tazas de caldo de pollo

1. 3/4 de cucharadita de sal

1. 1/2 cucharadita de pimienta negra

1. 1/2 cucharadita de pimienta de cayena

1. 1 taza de granos de maíz congelados, descongelados

Direcciones

1. Pasar los cubos de pollo por harina; sazonar generosamente con sal y pimienta negra molida.

2. A continuación, calienta la mantequilla en ALTA hasta que se derrita y chisporrotee.

3. Coloque el pollo recubierto en el fondo de su olla a presión; cocine durante unos 5 minutos o hasta que esté ligeramente dorado, dándole la vuelta una vez.

4. Añadir la cebolla, las zanahorias y el apio. Añade la pasta farfalle y el caldo de pollo; sazona con sal, pimienta negra y pimienta de cayena. Cierra la tapa y cocina durante 6 minutos en ALTA.

5. Ahora, suelte la presión de la olla. A continuación, añada los granos de maíz y cueza a fuego lento durante 1 ó 2 minutos. Sirva caliente.

Sopa de tomate a la crema

(Listo en unos 20 minutos | Para 6 personas)

Ingredientes

1. 2 cucharadas de mantequilla

1. 1 cebolla, cortada en dados

1. 1 lata (28 onzas) de salsa de tomate

1. 4 tazas de caldo de pollo

1. 8 tomates, finamente picados

1. 2 dientes de ajo picados

1. 1/2 cucharadita de albahaca

1. 1/2 cucharadita de orégano

1. Sal marina y pimienta negra molida, al gusto

1. 1 taza de crema de leche

Direcciones

1. Calienta la mantequilla en ALTA hasta que se derrita.

2. Cocer la cebolla en la olla a presión durante unos 5 minutos.

3. Añade el resto de ingredientes, excepto la nata líquida. Cierra la tapa y cocina durante 8 minutos en ALTA.

4. Deje que la presión se libere naturalmente durante 5 a 10 minutos. Servir cubierto con crema de leche.

Sopa con Tortellini de Queso

(Listo en unos 15 minutos | Para 6 personas)

Ingredientes

1. 2 cucharadas de aceite de canola

1. 2 dientes de ajo picados

1. 1 cebolla, cortada en dados

1. 2 zanahorias en rodajas

1. 2 tallos de apio, cortados en rodajas de 1/4 de pulgada

1. 1 taza de tortellini de queso seco

1. 4 tazas de caldo de verduras

1. 1 frasco (24 onzas) de salsa de espaguetis

1. 1 lata (14,5 onzas) de tomates cortados en dados

1. Sal marina y pimienta negra molida

Direcciones

1. Caliente el aceite de canola en su olla a presión a

fuego ALTO.
2. Sofreír el ajo, la cebolla, las zanahorias y el apio hasta que estén tiernos.

3. Añade el resto de los ingredientes y remueve para combinarlos. Ahora cierra la tapa, pon la olla a presión en ALTA y cocina durante unos 5 minutos.

4. Servir con queso Cheddar rallado si se desea.

Sopa de pollo con jalapeños y maíz

(Listo en unos 30 minutos | Para 6 personas)

Ingredientes

1. 1 libra de pechugas de pollo, deshuesadas, sin piel y cortadas en cubos

1. 2 cucharadas de harina

1. Sal marina y pimienta negra molida

1. 2 cucharadas de aceite de canola

1. 1 cebolla, cortada en dados

1. 2 tallos de apio, cortados en rodajas

1. 1 chile jalapeño, sin semillas y cortado en dados

1. 5 tazas de sopa de tomate

1. 1/2 cucharadita de comino molido

1. Sal marina y pimienta negra, al gusto

1. 1 taza de granos de maíz congelados, descongelados

1. 4 tortillas de maíz, cortadas en tiras

Direcciones

1. Espolvorear las pechugas de pollo cortadas en cubos con harina; sazonar con sal y pimienta negra.

2. A continuación, calienta el aceite en ALTA hasta que chisporrotee. Coloca el pollo recubierto en la olla; saltéalo hasta que esté ligeramente dorado, o unos 5 minutos.

3. Sofreír la cebolla, el apio y el chile jalapeño durante 1 minuto. Añade la sopa de tomate, el comino, la sal y la pimienta negra.

4. Cierra la tapa de la olla a presión y ponla en ALTA durante 7 minutos. Incorpora el maíz y las tiras de tortilla. Sirve.

Sopa de lentejas y acelgas

(Listo en unos 35 minutos | Para 4 personas)

Ingredientes

1. 2 cucharadas de aceite de oliva

1. 1 cebolla blanca de tamaño pequeño, picada

1. 3 dientes de ajo picados

1. 2 zanahorias picadas

1. 1 chirivía picada

1. 1 costilla de apio picada

1. 4 tazas de caldo de verduras

1. 1 taza de lentejas secas, enjuagadas y recogidas

1. 1 taza de hojas de acelga

1. Sal marina y pimienta negra recién molida

Direcciones

1. En primer lugar, caliente el aceite de oliva en su olla a presión. A continuación, rehogue la cebolla y el ajo durante unos

minutos.

2. Añade las zanahorias, la chirivía y el apio; saltea durante 1 o 2 minutos.

3. Añadir el caldo de verduras y las lentejas secas, y cocer durante unos 20 minutos.

4. Abra la olla a presión, añada las acelgas y remueva hasta que se marchiten. Sazone con sal y pimienta negra al gusto. Servir.

RECETAS PARA LA CENA
Col roja con piñones
(Listo en unos 10 minutos | Para 8 personas)

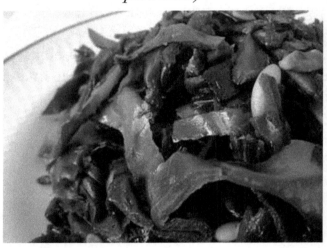

Ingredientes

1. 2 cucharadas de aceite de oliva

1. 1 cebolla, cortada en dados

1. 2 manzanas, peladas, sin corazón y cortadas en rodajas

1. 1/2 taza de vino blanco

1. 1 cabeza de col roja, cortada en tiras

1. 1 cucharadita de sal kosher
1. 1/2 cucharadita de pimienta negra recién molida

1. Piñones, para decorar

Direcciones

1. Caliente el aceite de oliva en su olla a presión a fuego medio. Sofría la cebolla hasta que esté translúcida y blanda.

2. Añadir las manzanas y el vino.

3. Incorpore el repollo a la olla a presión. Tapa y cocina de 2 a 4 minutos a presión ALTA.

4. Cuando termine el tiempo, abra la olla a presión según las instrucciones del fabricante. Sazone con sal y pimienta negra. Espolvorear con piñones y servir inmediatamente.

Deliciosas zanahorias en salsa de leche

(Listo en unos 10 minutos | Para 4 personas)

Ingredientes

1. 1 libra de zanahorias, cortadas en trozos de 1 pulgada

1. 1/4 taza de agua

1. 3/4 taza de leche

1. Sal marina y pimienta blanca, al gusto

1. 2 cucharadas de aceite de oliva

1. 1 cucharada de harina

Direcciones

1. Llene la olla con zanahorias, agua, leche, sal, pimienta blanca y aceite de oliva. Cubra con la tapa.

2. Suba el fuego a ALTO. Cocina aproximadamente 4 minutos a presión ALTA. Después, abre la olla a presión liberando la presión.

3. A continuación, retire las zanahorias a la fuente de servir con una espumadera.

4. Para hacer la salsa: Poner la olla a presión a fuego medio. Añadir la harina y cocinar hasta que la salsa haya espesado, removiendo continuamente. Sirve la salsa sobre las zanahorias preparadas y ¡disfruta!

Zanahorias con sabor a jengibre

(Listo en unos 5 minutos | Para 4 personas)

Ingredientes

1. 1 libra de zanahorias, peladas y cortadas en palitos

1. 2 cucharadas de aceite de oliva

1. 1 cucharadita de jengibre fresco picado

1. 1 taza de agua

1. Sal Kosher y pimienta negra molida, a su gusto

1. 1/2 cucharadita de pimienta de Jamaica

Direcciones

1. Añade los palitos de zanahoria, el aceite de oliva, el jengibre y el agua a la olla. Remueva para que se combinen bien. Cierra y bloquea la tapa de la olla.

2. Cocer durante 1 minuto a presión ALTA. Abra la olla a presión según las indicaciones del fabricante.

3. Condimentar con sal, pimienta negra y pimienta de Jamaica; ¡servir enseguida!

Tarde de Maíz con Mantequilla

(Listo en unos 10 minutos | Para 4 personas)

Ingredientes

1. 4 mazorcas de maíz dulce, desgranadas
1. 1/2 taza de agua
1. 1 cucharada de mantequilla
1. 1/2 cucharadita de canela
1. Sal y pimienta blanca, al gusto

Direcciones

1. Coloque una rejilla en su olla a presión; coloque el maíz en la rejilla. Vierta el agua.

2. A continuación, llevar a presión BAJA; mantener la presión durante unos 3 minutos. Retire la tapa según las indicaciones del fabricante.

3. Untar cada mazorca con mantequilla ablandada; espolvorear con canela, sal y pimienta blanca. Servir.

Maíz dulce con cilantro y naranja

(Listo en unos 10 minutos | Para 4 personas)

Ingredientes

1. 4 mazorcas de maíz dulce, desgranadas
1. 1/2 taza de agua
1. 2 cucharadas de mantequilla
1. 2 cucharadas de cilantro fresco picado
1. 2 cucharaditas de zumo de naranja fresco
1. 1/2 cucharadita de cáscara de naranja rallada
1. Sal Kosher y pimienta blanca, al gusto
1. 1/2 cucharadita de pimentón
1. 1/4 de cucharadita de nuez moscada rallada

Direcciones

1. Coloque una rejilla en su olla a presión; ponga las mazorcas de maíz en la rejilla. Vierta el agua en la olla.

2. Cocer durante 3 minutos a presión BAJA.

3. En un tazón de tamaño pequeño, combine el resto de los ingredientes hasta que estén bien mezclados. A continuación, extienda esta mezcla sobre las mazorcas preparadas. Servir.

RECETAS DE POSTRES
Arroz con leche de coco y dátiles

(Listo en unos 10 minutos | Para 6 personas)

Ingredientes

1. 2 cucharadas de mantequilla
1. 1 taza de arroz
1. 2 tazas de agua
1. 1/2 cucharadita de canela molida
1. 2 tazas de leche de almendras
1. 1 taza de coco rallado
1. 1/2 taza de dátiles frescos, sin hueso y picados
1. 1/3 taza de azúcar
1. Mini chips de chocolate, para decorar

Direcciones

1. Caliente la mantequilla en su olla a presión a fuego medio-alto. Añade el arroz y saltéalo

durante 1 minuto.
2. Añade el agua y la canela molida. Tapa la olla y programa 6 minutos en ALTA.

3. A continuación, realice una liberación rápida para liberar la presión.

4. Añadir el resto de los ingredientes. Remover para combinar; mientras el pudín está todavía caliente, decorar con trozos de chocolate.

Salsa picante de moras

(Listo en unos 15 minutos | Para 8 personas)

Ingredientes

1. 2 tazas de moras congeladas

1. 2/3 taza de zumo de uva

1. 1/2 taza de agua

1. 1/8 cucharadita de nuez moscada rallada

1. 1/4 de cucharadita de cardamomo

1. 1/4 cucharadita de canela molida

1. 1/2 taza de azúcar

1. 1 cucharadita de extracto de vainilla

1. 1 cucharada de maicena, mezclada con 2 cucharadas de agua

Direcciones

1. Echa las moras, el zumo de uva, el agua, la nuez moscada, el cardamomo y la canela en tu olla. Cocina durante 7 minutos en LOW.

2. Utilice un cierre rápido para liberar la presión de la olla.

3. A continuación, utilice un pasapurés para triturar las moras en la olla hasta que la mezcla esté casi hecha puré.

4. Ponga la olla en ALTA y añada el azúcar, la vainilla y la mezcla de maicena. A continuación, cuece la mezcla a fuego lento durante 3 minutos más.

5. Servir sobre panqueques o waffles. Que lo disfrutes.

Pastelitos de mango fáciles de hacer

(Listo en unos 10 minutos | Para 8 personas)

Ingredientes

1. 3 mangos, pelados y cortados en cubos

1. 1/4 taza de agua

1. 1/2 taza de jugo de piña

1. 1/3 taza de azúcar

1. 1/2 cucharadita de esencia de vainilla

1. 1 1/2 cucharadas de almidón de maíz, mezcladas con 2 cucharadas de agua

1. Pastelitos

Direcciones

1. Coloque los mangos, el agua, el zumo de piña, el azúcar y el extracto de vainilla en su olla a presión.

2. Cocinar durante 2 minutos en ALTA. Realice una liberación rápida para liberar la presión.

3. A continuación, ponga la olla en ALTA y añada la mezcla de maicena; déjela cocer a fuego lento durante 2 minutos, o justo hasta que la mezcla haya espesado.

4. Coloque la salsa de mango sobre los pasteles. Servir con nata montada si se desea.

Arroz con leche con higos secos

(Listo en unos 40 minutos | Para 8 personas)

Ingredientes

1. 1 taza de arroz
1. 1 ½ tazas de agua
1. Una pizca de sal
1. 2 tazas de leche entera, divididas
1. 1/2 taza de azúcar
1. Una pizca de canela
1. 2 huevos
1. 1/2 cucharadita de extracto de vainilla
1. 3/4 de taza de higos secos picados

Direcciones

1. En su olla a presión, combine el arroz, el agua y la sal. Coloque la tapa y seleccione presión ALTA y 3 minutos de cocción. Retira del fuego y deja que la presión se libere de forma natural.

2. Añadir 1 ½ tazas de leche, el azúcar y la canela a la mezcla de arroz en la olla a presión; remover para combinar bien.

3. En un bol pequeño, bata los huevos, la 1/2 taza de leche restante y el extracto de vainilla. Añade a la olla y cocina hasta que la mezcla empiece a hervir; asegúrate de remover con frecuencia. Apague la olla.

4. Añada los higos secos. Servir con nata montada si se desea. Disfrute.

Compota de frutas secas

(Listo en unos 10 minutos | Para 6 personas)

Ingredientes

1. 1 taza de melocotones secos, cortados en cuartos
1. 1 taza de albaricoques secos, cortados en cuartos
1. 1/2 taza de pasas doradas
1. 1/2 taza de higos secos, cortados por la mitad
1. 1 ½ tazas de zumo de naranja
1. 1 canela molida
1. 1/2 cucharadita de extracto de vainilla
1. Azúcar, al gusto

Direcciones

1. Añade los melocotones y albaricoques secos a la olla a presión junto con el resto de los ingredientes. A continuación, lleva a presión ALTA; mantén la presión durante 3 minutos.

2. Retire con cuidado la tapa de la olla.

3. A continuación, ponga a fuego MEDIO y cueza a fuego lento de 4 a 5 minutos. Guárdelo en el frigorífico hasta 1 semana.

OLLA INSTANTÁNEA

RECETA DE DESAYUNO S
Congee de crema con fresas

(Listo en unos 45 minutos | Para 6 personas)

Ingredientes

1. 1/2 taza de arroz integral
1. 1 cucharada de mantequilla
1. 1 cucharadita de extracto de vainilla
1. 1 cucharadita de canela en polvo
1. 1/4 de taza de fresas secas picadas
1. 1 cucharada de miel
1. 7 tazas de agua

Direcciones

1. Echa todos los ingredientes anteriores en tu Olla Instantánea.
2. Elegir el botón "Congee". Servir a temperatura

ambiente.

Huevos al vapor con cebollas

(Listo en unos 15 minutos | Raciones 2)

Ingredientes

1. 2 huevos
1. 2/3 de taza de agua fría
1. 1/4 de taza de cebollas picadas
1. 1 diente de ajo picado
1. Sal y pimienta blanca, al gusto

Direcciones

1. Batir los huevos y el agua en un bol pequeño. Pasar la mezcla a un bol resistente al calor. Añade el resto de los ingredientes, mézclalos y resérvalos.

2. Vierta 1 taza de agua en la olla interior de su Instant Pot. Coloque el trébol en la olla. Coloca el bol en la cesta de cocción al vapor.

3. Cierre la tapa y la válvula de ventilación. Pulse el ajuste "Manual" en ALTO; cocine durante 5 minutos. Ahora libere manualmente la presión girando la válvula a "abierto". Sirve con tu pan favorito y disfruta.

Huevos con bacon y queso

(Listo en unos 25 minutos | Para 6 personas)

Ingredientes

1. 6 huevos de tamaño medio

1. 1/2 taza de crema de leche

1. 1 puerro de tamaño pequeño, finamente picado

1. 1 taza de tocino picado

1. 1 taza de hojas de espinacas picadas

1. 1 taza de queso Monterey Jack, rallado

1. Sal marina y pimienta negra molida, al gusto

1. 1/2 cucharadita de tomillo seco

1. 1/2 cucharadita de albahaca seca

1. 1/4 de cucharadita de orégano seco

1. Cebollino fresco picado, para decorar

Direcciones

1. En un bol, bata los huevos con la crema de leche. Añada el resto de los ingredientes, excepto el cebollino, y mézclelos bien.

2. Vierta la mezcla de huevos en una fuente refractaria; cúbrala con un papel de aluminio.

3. Vierta 1 taza de agua en su olla. Coloque el trébol en el interior. Coloque el bol sobre el trébol. Cierre bien la tapa.

4. Pulse "Manual" y presión ALTA; cocine durante 20 minutos. Deje que la presión se libere de forma natural. Sirve con cebollino fresco por encima.

Tortilla de jamón y queso

(Listo en unos 25 minutos | Para 6 personas)

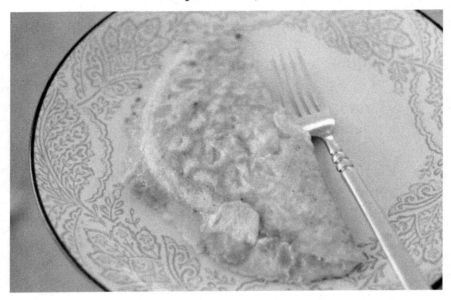

Ingredientes

1. 1/2 taza de leche entera

1. 6 huevos de tamaño medio

1. 1 cebolla amarilla de tamaño pequeño, finamente picada

1. 2 dientes de ajo, pelados y picados

1. 1 taza de jamón cocido, picado

1. 1 pimiento rojo, sin semillas y cortado en rodajas finas

1. 1 puñado de queso Cheddar rallado

1. Sal y pimienta negra, al gusto

1. Una pizca de nuez moscada rallada

1. 1/2 cucharadita de albahaca seca

Direcciones

1. Empezar batiendo la leche y los huevos. Añadir el resto de los ingredientes anteriores; remover hasta que todo esté bien incorporado.

2. Vierta esta mezcla en una fuente resistente al calor y tápela.

3. Vierta 1 taza de agua en la base de la olla instantánea. Coloque el trébol dentro. Coloca el plato sobre el trébol.

4. Cierre la tapa. Pulse "Manual"; cocine durante 20 minutos a alta presión. Sirva de inmediato.

Huevos con jalapeños picantes

(Listo en unos 30 minutos | Para 6 personas)

Ingredientes

1. 6 cucharadas de agua

1. 6 huevos, batidos

1. 1 ajo verde picado

1. 1/2 taza de cebollas verdes, finamente picadas

1. 1 chile jalapeño fresco mediano, picado

1. 1 pimiento rojo, sin semillas y cortado en rodajas finas

1. 1 puñado de queso Cheddar rallado

1. Unas gotas de Tabasco

1. Sal y pimienta negra recién molida, al gusto

1. 1/2 cucharadita de pimienta de Jamaica molida

Direcciones

1. En un plato grande, mezcle el agua y los huevos. Añada el resto de los ingredientes y remueva hasta que todo esté bien mezclado.

2. Vierta esta mezcla de huevos en una fuente resistente al calor; tápela.

3. Vierta 1 taza de agua en la olla instantánea. Coloque una rejilla en la olla. Coloca el plato sobre la rejilla.

4. Tapar y elegir el botón "Manual"; cocinar 20 minutos a presión ALTA. Sirva caliente.

RECETAS DE ALMUERZO
Costillas con setas
(Listo en unos 50 minutos | Para 8

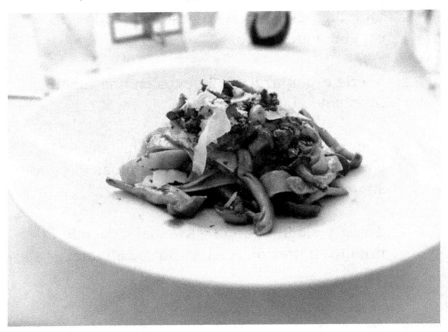

personas)

Ingredientes

1. 10 costillas cortas, con el exceso de grasa recortado

1. 1 cucharadita de sal

1. 3/4 de cucharadita de pimienta negra molida

1. 2 cucharadas de aceite de oliva

1. 1 taza de champiñones, cortados en cuartos

1. 1 cebolla amarilla, pelada y picada

1. 2 zanahorias peladas y cortadas en rodajas finas

1. 2 dientes de ajo, pelados y finamente picados

1. 2 tazas de caldo de verduras

1. 2 cucharadas de ketchup de tomate

1. 1 ramita de romero

Direcciones

1. Primero, sazone las costillas con sal y pimienta negra molida. A continuación, calienta el aceite de oliva en la olla interior. Selecciona la función "CARNE" y dora las costillas por todos los lados. Aparta las costillas.

2. Añade los champiñones, la cebolla, las zanahorias y el ajo a la olla; luego, saltea durante 4 minutos.

3. A continuación, vuelva a añadir las costillas a la olla junto con el resto de los

ingredientes. Ahora seleccione la función "STEW"; cocine aproximadamente 40 minutos.

4. Pasar a una fuente de servir y disfrutar.

Sopa caliente de verduras con jalapeños

(Listo en unos 35 minutos | Para 6 personas)

Ingredientes

1. 2 cucharadas de mantequilla ablandada
1. 1 cucharadita de semillas de cilantro
1. 1 apio picado
1. 2 zanahorias picadas
1. 1 cebolla mediana
1. 1 jalapeño en vinagre, picado
1. 4 tazas de agua
1. 3 patatas, cortadas en cubos
1. 3 cuartos de caldo de pollo
1. 1 cucharadita de tomillo seco
1. 1 cucharadita de comino molido

1. Pan de maíz, para la guarnición

Direcciones

1. Pulse "Sauté" y derrita la mantequilla durante un minuto aproximadamente. Eche las semillas de cilantro, el apio, las zanahorias, la cebolla y el jalapeño. Saltea durante unos 5 minutos.

2. Añada el resto de los ingredientes, excepto el pan de maíz. Pulse la opción "Sopa" y programe el temporizador a 30 minutos. Sirva caliente con pan de maíz. Disfrute.

Reconfortante sopa de patatas y bacon

(Listo en unos 20 minutos | Para 6 personas)

Ingredientes

1. 1 cebolla amarilla, pelada y cortada en dados

1. 3 rebanadas de tocino

1. 1 cucharadita de aceite de oliva

1. 2 tazas de caldo de verduras

1. 2 ½ libras de patatas, peladas y cortadas en cubos

1. 2 zanahorias, cortadas en dados

1. 1 cucharadita de pimienta de cayena

1. 1 cucharadita de albahaca seca

1. 1/2 cucharadita de orégano seco

1. 1/2 cucharadita de hierba de eneldo seca

1. 1 cucharadita de ajo en polvo

1. 1 taza de agua

1. 1 ½ tazas de leche evaporada en lata

1. 1 cucharada de sal

1. 3/4 de cucharadita de pimienta negra molida

Direcciones

1. Pulse la función "Sauté" y añada la cebolla, el bacon y el aceite de oliva. Saltea durante unos 4 minutos, removiendo continuamente.

2. Añada el caldo de verduras, las patatas, las zanahorias y los condimentos. Remover para combinar. Cubra con la tapa, pulse el botón "Steam" y ajuste el temporizador a 10 minutos.

3. Cuando suene el pitido, realice una rápida liberación de la presión. Retirar el tocino y reservar. Añade el agua, la leche evaporada, la sal y la pimienta negra.

4. Mezcle con su batidora de inmersión, pero deje trozos de patatas. Pruebe y ajuste los condimentos. Sirva con el tocino reservado.

Sopa de frijoles con chile

(Listo en unos 45 minutos | Para 6 personas)

Ingredientes

1. 1 taza de frijoles secos, remojados en agua durante la noche

1. 1 hueso de jamón

1. 1 hoja de laurel

1. 1 cebolla roja picada

1. 1 lata (15 onzas) de tomates, cortados en cubos

1. 1 costilla de apio, cortada en dados

1. 3 zanahorias, cortadas en dados

1. 1 cucharadita de chile en polvo

1. 1 cucharadita de comino en polvo

1. 1 cucharadita de ajo en polvo

1. Sal Kosher y pimienta negra molida, al gusto

Direcciones

1. Escurra y enjuague las judías.

2. Pon las alubias junto con el hueso de jamón y la hoja de laurel en tu olla; ahora añade el agua suficiente para cubrirlas. Cierre la olla instantánea y cocine en la posición "Frijoles/Azúcar".

3. Deseche el hueso de jamón y la hoja de laurel; ahora añada el resto de los ingredientes y revuelva para combinarlos bien.

4. Elige la opción "Sopa", ajustada a 20 minutos. Abra su olla según las indicaciones del fabricante. Sirva y disfrute.

Sopa de pollo y verduras de campo

(Listo en unos 35 minutos | Para 6 personas)

Ingredientes

1. 2 pechugas de pollo congeladas, sin hueso y sin piel

1. 3 zanahorias, recortadas y picadas

1. 4 patatas, cortadas en dados

1. 1 cebolla, pelada y cortada en dados

1. 4 tazas de caldo de pollo

1. Sal y pimienta negra molida, al gusto

Direcciones

1. Simplemente eche todos los ingredientes anteriores en su olla instantánea.

2. Poner la opción "Manual" en la olla instantánea y programar 35 minutos. Sirve ahora mismo!

RECETAS PARA LA CENA
Filetes de salmón salteados
(Listo en unos 10 minutos | Para 16 personas)

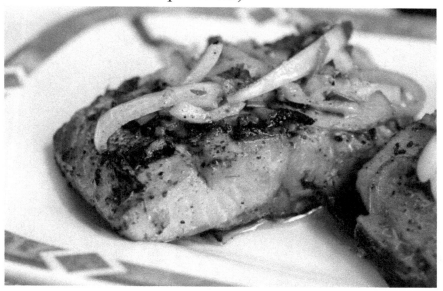

Ingredientes

1. 4 filetes de salmón

1. Sal y pimienta negra molida, al gusto

1. 1 cucharada de zumo de limón

1. 3 cucharadas de mayonesa

1. 1 cucharada de azúcar moreno

1. 2 cucharadas de aceite de oliva

1. 1 cucharada de perejil fresco

Direcciones

1. Sazona los filetes de salmón con sal y pimienta negra. Pulsa "Saltear" y dora los filetes por ambos lados.

2. Añade unos 3/4 de taza de agua a la olla. Coloca el salmón dorado en una rejilla. Cierre la tapa de la olla y elija "Vapor" durante unos 5 minutos.

3. Mientras tanto, mezcle el resto de los ingredientes en un bol o en un vaso medidor. A continuación, vierta la salsa sobre los filetes.

Costillas de cerdo con verduras

(Listo en unos 40 minutos | Para 4 personas)

Ingredientes

1. 2 costillas de cerdo

1. 2 tazas de salsa BBQ

1. 1 taza de agua

1. 2 cebollas, cortadas en aros

1. 2 chirivías, cortadas en rodajas finas

1. 2 zanahorias, cortadas en rodajas finas

Direcciones

1. Coloca las costillas en tu olla instantánea. Vierte 1 taza de salsa BBQ y 1 taza de agua. Cierra la tapa de la olla.

2. A continuación, pulse la tecla "Carne". Añade las cebollas, las chirivías y las zanahorias. Cubra con la tapa y elija la tecla "Manual", y programe 2 minutos. Rocía con el resto de la salsa barbacoa y sirve ahora mismo.

Las jugosas costillas de la abuela

(Listo en unos 45 minutos | Para 6 personas)

Ingredientes

1. 1 cucharada de aceite de oliva
1. 1 cebolla, cortada en rodajas
1. 1/4 de taza de pasta de tomate
1. 1/4 de salsa tamari
1. 2 cucharadas de azúcar moreno
1. 1/3 de taza de vinagre de vino de arroz
1. 1 lata (20 onzas) de piña
1. 1 cucharadita de jengibre finamente picado
1. 1 cucharadita de ajo granulado
1. 1 cucharadita de cilantro molido
1. Sal y pimienta negra, al gusto
1. 4 libras de costillas, cortadas para servir.

1. Lechada de almidón de maíz

Direcciones

1. Calentar el aceite y rehogar las cebollas hasta que estén tiernas.

2. Incorporar el resto de los ingredientes, excepto la papilla de maicena.

3. A continuación, seleccione la función "Guisado" durante 12 minutos. A continuación, suelte la presión. Añada la papilla de maicena y remueva hasta que el jugo se haya espesado. Sirva caliente y disfrute.

Ensalada de arroz integral de verano

(Listo en unos 30 minutos | Para 4 personas)

Ingredientes

1. 2 tazas de arroz integral
1. 2 ½ tazas de agua
1. 8 tomates uva, cortados por la mitad
1. 1 pepino, descorazonado y cortado en dados
1. 2 pimientos morrones, cortados en rodajas
1. 1 taza de cebollas picadas
1. 1 cucharadita de copos de pimienta roja
1. Sal y pimienta blanca, a su gusto

Direcciones

1. Añade el arroz y el agua a tu Olla Instantánea. Cierra y bloquea la tapa. Pulsa "Manual"; elige 22 minutos de cocción a presión.

2. A continuación, abra la olla con la función de liberación natural de la presión. Transfiera a un bol para que se enfríe completamente.

3. Añadir el resto de los ingredientes. Después, remueva suavemente para combinar y sirva.

Ensalada de judías negras y menta

(Listo en unos 15 minutos | Para 4 personas)

Ingredientes

1. 1 taza de frijoles negros, remojados durante la noche

1. 4 tazas de agua

1. 3 dientes de ajo machacados

1. 1 ramita de menta fresca

1. 1 cucharada de aceite de oliva virgen extra

1. 1 cucharada de vinagre de vino tinto

1. Sal y pimienta negra recién molida, a su gusto

Direcciones

1. Añade las alubias negras, el agua y el ajo a la olla interior de tu Instant Pot. Pulsa "Manual" y elige 8 minutos de cocción a presión.

2. Escurra las alubias y añada el resto de los ingredientes. Remover suavemente hasta

que todo esté bien mezclado. Sírvelo frío y disfrútalo.

BOCADILLOS RÁPIDOS
Zanahorias glaseadas con azúcar y guisantes

(Listo en unos 10 minutos | Para 8 personas)

Ingredientes

1. 1 cucharada de mantequilla
1. 1 ½ tazas de guisantes congelados
1. 1 ½ libras de zanahorias, cortadas en palitos
1. Una pizca de sal
1. Pimienta blanca a su gusto
1. 3 cucharadas de mermelada de naranja
1. 1/2 cucharadita de jengibre molido

Direcciones

1. Simplemente eche todos los ingredientes en su olla instantánea.

2. Cocer a presión durante 4 minutos. Pasar a una fuente y servir.

Salsa para mojar salchichas

(Listo en unos 15 minutos | Porciones 10)

Ingredientes

1. 1 cucharada de mantequilla, a temperatura ambiente

1. 1/2 libra de salchicha italiana molida

1. 1 lata (28 onzas) de tomates triturados

1. 1 cebolla picada

1. 2 dientes de ajo, cortados en rodajas

1. 1 cucharadita de albahaca seca

1. 2 cucharadas de harina

1. Sal y pimienta negra molida al gusto

Direcciones

1. Caliente la mantequilla en su olla. Agregue la salchicha molida y cocine hasta que esté dorada. Añada el resto de los ingredientes.

2. Cerrar y bloquear la tapa; programar el

temporizador a 15 minutos. Libere la presión de forma natural. Servir con chips de tortilla. Disfrute.

Albóndigas con salsa marinera

(Listo en unos 25 minutos | Para 12 personas)

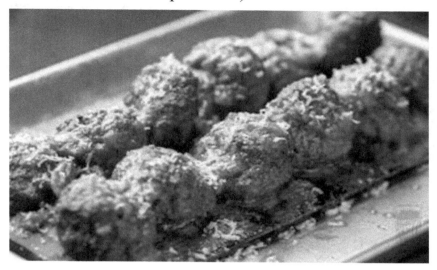

Ingredientes

1. 1 cucharada de mantequilla

1. 40 albóndigas congeladas

1. 2 botes (16 onzas) de salsa marinara

1. 1 taza de caldo de verduras

1. Sal marina y pimienta negra, al gusto

1. 1/4 de taza de cilantro fresco

Direcciones

1. Caliente la mantequilla en su olla en la posición "Saltear". Incorpore las albóndigas y cocínelas hasta que se doren. Cocine durante 2 minutos, removiendo con frecuencia.

2. Añadir la salsa marinara y el caldo de verduras. Sazone con sal y pimienta negra. Cierre y asegure la tapa de su olla.

3. Ajuste el temporizador a 20 minutos. Ahora libere la presión manualmente. Servir espolvoreado con cilantro fresco.

Salsa de tomate para mojar

(Listo en unos 25 minutos | Para 12 personas)

Ingredientes

1. 1 cucharada de aceite de oliva

1. 3 dientes de ajo

1. 1 chalote, picado

1. 1 chirivía picada

1. 1 zanahoria picada

1. 1 cucharadita de albahaca

1. 1 lata (28 onzas) de tomates triturados

1. 1 taza de agua

1. 1 cucharadita de pimienta de cayena

1. Sal y pimienta negra, al gusto

1. 1 cucharada de perejil

Direcciones

1. Pulsa la tecla "Saltear" y calienta el aceite de oliva en la olla. Incorpora el ajo y la chalota y cocina hasta que estén tiernos, durante 1 o 2 minutos.

2. Añadir la chirivía, las zanahorias y la albahaca. Vierta los tomates triturados y el agua.

3. Cierre la tapa de la olla. Programe el temporizador de la olla para 20 minutos. Libere rápidamente la presión. Sazone con pimienta de cayena, sal y pimienta negra.

4. Espolvorear con perejil fresco. Servir con sus aperitivos favoritos, como palitos de pan o galletas.

Salsa de tomate picante

(Listo en unos 25 minutos | Para 12 personas)

Ingredientes

1. 2 cucharadas de aceite de oliva virgen extra
1. 1 taza de cebolla verde picada
1. 2 dientes de ajo
1. 1 cucharadita de orégano seco
1. 1 cucharadita de albahaca seca
1. 1 cucharadita de ralladura de limón
1. 1/2 cucharadita de chile
1. 1 lata (28 onzas) de tomates triturados
1. 1 taza de caldo de verduras
1. Sal marina y pimienta negra, al gusto

Direcciones

1. Elija la opción "Saltear" y caliente el aceite en la olla. Incorpore las cebollas verdes y el

ajo; saltee durante 2 minutos o hasta que estén tiernos.

2. Añada el orégano, la albahaca, la ralladura de limón y la guindilla. Vierta los tomates y el caldo de verduras. Sazone con sal y pimienta negra a su gusto.

3. Tapar y cocinar durante 20 minutos. Libere rápidamente la presión. Espolvorear con perejil fresco. Servir con los aderezos que desee.

RECETAS DE POSTRES
Pudín de pan con ciruelas y nueces

(Listo en unos 30 minutos | Para 6 personas)

Ingredientes

1. 4 tazas de chapata, cortada en cubos
1. 1 cucharadita de ghee
1. 1 taza de leche de almendras
1. 1 taza de leche entera
1. 3 huevos, batidos
1. 1/2 taza de ciruelas pasas, picadas gruesas
1. 1/4 de cucharadita de nuez moscada rallada
1. 1/2 cucharadita de canela en polvo
1. 1/4 de cucharadita de sal kosher
1. 1 cucharadita de pasta de vainilla
1. Nueces picadas, para decorar

Direcciones

1. Vierta 2 tazas de agua en la olla instantánea. Coloca la rejilla de vapor en la parte inferior.

2. Añade los cubos de pan a una cazuela.

3. En un recipiente, combinar los ingredientes restantes; mezclar para combinar bien. Vierta esta mezcla sobre los cubos de pan en la cazuela. Cubra con un papel encerado.

4. Ponga su olla en "Vapor"; ajuste el tiempo a 15 minutos. A continuación, espere 15 minutos más antes de retirar la tapa de la olla.

Postre de albaricoque y avena

(Listo en unos 10 minutos | Para 4 personas)

Ingredientes

1. 4 albaricoques, deshuesados y cortados por la mitad
1. 1 taza de avena cortada con acero
1. 1 taza de leche de coco
1. 1/2 cucharadita de pasta de vainilla
1. 2 tazas de agua
1. 1 taza de azúcar

Direcciones

1. Revuelva todo en la olla interior de su cocina. Elija el modo "Manual/Ajuste".

2. Ajuste el temporizador a 3 minutos. Abra la tapa según las indicaciones del fabricante. Sirva adornado con copos de coco si lo desea. Disfrute.

Melocotones rellenos de mamá

(Listo en unos 15 minutos | Raciones 3)

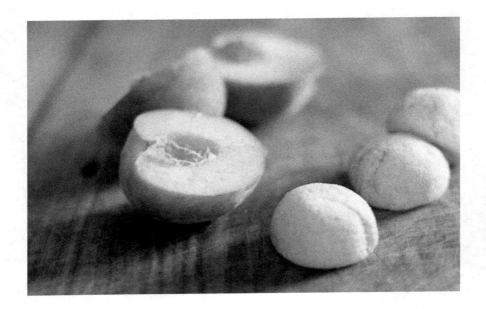

Ingredientes

1. 2 tazas de agua

1. 8 galletas desmenuzadas

1. 2 cucharadas de nueces picadas

1. 1 cucharadita de ralladura de naranja

1. 3 melocotones, cortados por la mitad y sin hueso

1. 2 cucharadas de mantequilla

Direcciones

1. Prepare su olla añadiendo el agua y la rejilla.

2. En un bol, mezclar las migas de galleta, las nueces y la ralladura de naranja. Rellene los melocotones y colóquelos en la rejilla; úntelos con mantequilla.

3. Cierra y bloquea la tapa. Elija "Manual" y 4 minutos de cocción a presión. Después, libere rápidamente la presión. Sirva inmediatamente.

Peras escalfadas al vino

(Listo en unos 15 minutos | Para 6 personas)

Ingredientes

1. 6 peras firmes, peladas

1. 1 botella de vino tinto

1. 4 dientes

1. 1 vaina de vainilla, cortada a lo largo

1. 1 rama de canela

1. 1 trozo de jengibre fresco

1. 1 1/3 tazas de azúcar

1. 1 cucharadita de menta fresca

Direcciones

1. Coloque las peras en su olla instantánea. Vierta el vino en la olla. Incorpora el resto de los ingredientes y mezcla para combinar.

2. Cierra y bloquea la tapa. Pulse "Manual" y elija 9 minutos de cocción a presión. A continuación, realice la liberación rápida de la presión.

3. Retirar las peras de la olla. Para hacer el almíbar, elija "Saltear", y cocine para reducir el líquido a la mitad. Servir.

Manzanas al horno con pasas

(Listo en unos 15 minutos | Para 6 personas)

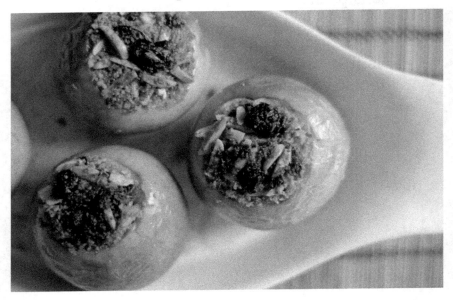

Ingredientes

1. 6 manzanas sin corazón

1. 1/4 de taza de pasas

1. 1 taza de vino tinto

1. 1/2 taza de azúcar moreno

1. 1/2 cucharadita de nuez moscada rallada

1. 1 cucharadita de canela en polvo

Direcciones

1. Coloque las manzanas en la base de su olla. Añade el resto de los ingredientes.

2. Cocine durante 10 minutos a alta presión. Utilice el método de desprendimiento natural. Espolvorear con azúcar en polvo y servir. Disfrute.